Miastenia Gravis

La mejor guía de cuidado

Migdalia Mugan RN

Copyright 2021 de Migdalia Mugan
Todos los derechos reservados
Este libro no puede reproducirse de ninguna forma sin el permiso por escrito del autor.

Tabla de contenido

Introducción

La Miastenia gravis es una condición causada por una falla en la comunicación entre nervios y músculos. Los síntomas incluyen debilidad y fatiga rápida de los músculos bajo control voluntario. Hay menos de 200.000 casos en Estados Unidos por año. Esta condición es una enfermedad crónica que puede durar años o toda la vida.

El nombre miastenia gravis es de origen latino y griego, que literalmente significa "debilidad muscular grave". La forma más común de miastenia gravis es un trastorno neuromuscular autoinmune crónico que se caracteriza por una debilidad fluctuante de los grupos de músculos voluntarios.

Aunque no existe cura, con tratamiento, la mayoría de las personas con miastenia gravis pueden mejorar significativamente su debilidad muscular y llevar una vida normal o casi normal.

Algunos de los síntomas pueden poner en peligro la vida si no se tratan a tiempo. El conocimiento de los signos y síntomas de una crisis miasténica es esencial para un tratamiento rápido y evitar complicaciones graves.

La educación sobre esta condición es importante para el manejo y control adecuados de esta enfermedad.

La Miastenia gravis es una condición causada por una falla en la comunicación entre nervios y músculos. Los síntomas incluyen debilidad y fatiga rápida de los músculos bajo control voluntario. Hay menos de 200.000 casos en Estados Unidos por año. Esta condición es una enfermedad crónica que puede durar años o toda la vida.

El nombre miastenia gravis es de origen latino y griego, que literalmente significa "debilidad muscular grave".

La forma más común de miastenia gravis es un trastorno neuromuscular autoinmune crónico que se caracteriza por una debilidad fluctuante de los grupos de músculos voluntarios.

Aunque no existe cura, con tratamiento, la mayoría de las personas con miastenia gravis pueden mejorar significativamente su debilidad muscular y llevar una vida normal o casi normal.

Algunos de los síntomas pueden poner en peligro la vida si no se tratan a tiempo. El conocimiento de los signos y síntomas de una crisis miasténica es esencial para un tratamiento rápido y evitar complicaciones graves.

La educación sobre esta condición es importante para el manejo y control adecuados de esta enfermedad.

La Miastenia gravis es una condición causada por una falla en la comunicación entre nervios y músculos. Los síntomas incluyen debilidad y fatiga rápida de los músculos bajo control voluntario.
Hay menos de 200.000 casos en Estados Unidos por año. Esta condición es una enfermedad crónica que puede durar años o toda la vida.

El nombre miastenia gravis es de origen latino y griego, que literalmente significa "debilidad muscular grave".
La forma más común de miastenia gravis es un trastorno neuromuscular autoinmune crónico que se caracteriza por una debilidad fluctuante de los grupos de músculos voluntarios.

Aunque no existe cura, con tratamiento, la mayoría de las personas con miastenia gravis pueden mejorar significativamente su debilidad muscular y llevar una vida normal o casi normal.

Algunos de los síntomas pueden poner en peligro la vida si no se tratan a tiempo. El conocimiento de los signos y síntomas de una crisis miasténica es esencial para un tratamiento rápido y evitar complicaciones graves.

La educación sobre esta condición es importante para el manejo y control adecuados de esta enfermedad.

La Miastenia gravis es una condición causada por una falla en la comunicación entre nervios y músculos. Los síntomas incluyen debilidad y fatiga rápida de los músculos bajo control voluntario. Hay menos de 200.000 casos en Estados Unidos por año. Esta condición es una enfermedad crónica que puede durar años o toda la vida.

El nombre miastenia gravis es de origen latino y griego, que literalmente significa "debilidad muscular grave". La forma más común de miastenia gravis es un trastorno neuromuscular autoinmune crónico que se caracteriza por una debilidad fluctuante de los grupos de músculos voluntarios.

Aunque no existe cura, con tratamiento, la mayoría de las personas con miastenia gravis pueden mejorar significativamente su debilidad muscular y llevar una vida normal o casi normal.

Algunos de los síntomas pueden poner en peligro la vida si no se tratan a tiempo. El conocimiento de los signos y síntomas de una crisis miasténica es esencial para un tratamiento rápido y evitar complicaciones graves.

La educación sobre esta condición es importante para el manejo y control adecuados de esta enfermedad.

La Miastenia gravis es una condición causada por una falla en la comunicación entre nervios y músculos. Los síntomas incluyen debilidad y fatiga rápida de los músculos bajo control voluntario.
Hay menos de 200.000 casos en Estados Unidos por año. Esta condición es una enfermedad crónica que puede durar años o toda la vida.

El nombre miastenia gravis es de origen latino y griego, que literalmente significa "debilidad muscular grave".

La forma más común de miastenia gravis es un trastorno neuromuscular autoinmune crónico que se caracteriza por una debilidad fluctuante de los grupos de músculos voluntarios.

Aunque no existe cura, con tratamiento, la mayoría de las personas con miastenia gravis pueden mejorar significativamente su debilidad muscular y llevar una vida normal o casi normal.

Algunos de los síntomas pueden poner en peligro la vida si no se tratan a tiempo. El conocimiento de los signos y síntomas de una crisis miasténica es esencial para un tratamiento rápido y evitar complicaciones graves.

La educación sobre esta condición es importante para el manejo y control adecuados de esta enfermedad.

Capítulo 1

¿Qué es la miastenia gravis?

La miastenia gravis es una enfermedad neuromuscular autoinmune crónica que causa debilidad en los músculos esqueléticos que empeora después de un período de actividad y mejora después de períodos de descanso. Estos músculos son responsables de las funciones que involucran la respiración y las partes móviles del cuerpo, incluidas las piernas y los brazos. Ocurre cuando la comunicación entre las células nerviosas y los músculos se ve afectada.

La miastenia grave (MG) es un trastorno autoinmunitario relativamente raro en el que se forman anticuerpos contra los receptores postsinápticos de acetilcolina nicotínica (ACh) en la unión neuromuscular de los músculos esqueléticos. Aunque el principal objetivo del ataque autoinmunitario en la mayoría de los casos es el receptor nicotínico de acetilcolina (nAChR) del músculo esquelético, también se han implicado otros objetivos antigénicos que son componentes de la unión neuromuscular (NMJ). Aunque el trastorno suele manifestarse durante la edad adulta, los síntomas pueden aparecer a cualquier edad.

La condición puede estar restringida a ciertos grupos de músculos, particularmente los de los ojos (miastenia ocular) o puede volverse más generalizada (miastenia gravis generalizada), involucrando múltiples grupos de músculos. La mayoría de las personas desarrollan debilidad y caída de los párpados (ptosis) que resulta en visión doble (diplopía) y fatiga muscular excesiva después de la actividad.

Las características adicionales comúnmente incluyen debilidad de los músculos faciales; alteración del habla (disartria); dificultades para masticar y tragar (disfagia) y debilidad de la parte superior de los brazos y las piernas. Además, en aproximadamente el 10 por ciento de los pacientes, las personas afectadas pueden desarrollar complicaciones potencialmente mortales debido a la afectación grave de los músculos utilizados durante la respiración (crisis miasténica). La MG es el resultado de una reacción inmune anormal en la que las defensas inmunitarias naturales atacan de manera inapropiada y dañan gradualmente ciertos receptores en los músculos que reciben impulsos nerviosos.

Capítulo 2

Signos y síntomas de la MG

Los síntomas principales de la MG son la debilidad de los músculos esqueléticos voluntarios, que son los músculos que usted puede controlar. La incapacidad de los músculos para contraerse normalmente ocurre porque no pueden responder a los impulsos nerviosos. Sin la transmisión adecuada del impulso, la comunicación entre el nervio y el músculo se bloquea y se produce debilidad.

La debilidad asociada con la MG generalmente empeora con más actividad y mejora con el descanso. Estos síntomas pueden incluir:

. Dificultad para hablar, masticar o tragar.
. Problemas para subir escaleras o levantar objetos
. Parálisis facial, voz ronca y alteración del habla (disartria)
. Caída de párpados (ptosis)
. Visión doble
. Dificultad para respirar.

. Dificultad para levantar el cuello o levantar la cabeza.
. Debilidad en brazos, manos, dedos, piernas y cuello.
. Dificultad para caminar

No todo el mundo presenta todos los síntomas y el grado de debilidad muscular puede cambiar de un día para otro. La gravedad de los síntomas generalmente aumenta con el tiempo si no se tratan.

Capítulo 3

¿Qué causa la miastenia gravis?

La MG es un trastorno neuromuscular que generalmente es causado por un problema autoinmune. El trastorno autoinmune ocurre cuando su sistema inmunológico ataca por error el tejido sano.

En esta condición, los anticuerpos, que son proteínas que normalmente atacan sustancias extrañas y nocivas en el cuerpo, atacan la unión neuromuscular. El daño a la membrana neuromuscular reduce el efecto de la sustancia neurotransmisora acetilcolina, que es una sustancia crucial para la comunicación entre las células nerviosas y los músculos. Esto resulta en debilidad muscular.

Los científicos desconocen la causa exacta de esta reacción autoinmune. Según la Asociación de Distrofia Muscular, una teoría es que ciertas proteínas virales o bacterianas pueden hacer que el cuerpo ataque la acetilcolina.

Según los Institutos Nacionales de Salud, la MG generalmente ocurre en personas mayores de 40 años. Las mujeres tienen más probabilidades de ser diagnosticadas como adultos más jóvenes, mientras que los hombres tienen más probabilidades de ser diagnosticados a los 60 años o más.

El tipo de MG que tiene depende del tipo de anticuerpos relacionados con MG que se encuentran en su sangre, lo que también se conoce como serotipo. Estos anticuerpos generalmente forman parte de la familia IgG. Aproximadamente el 80 por ciento de las personas con MG tienen anticuerpos AChR. Aproximadamente el 15 por ciento tiene anticuerpos MuSK y aproximadamente el 3 por ciento tiene anticuerpos LRP4. El último 2 por ciento de las personas con MG son verdaderamente seronegativas, lo que significa que los anticuerpos no se pueden medir. Conocer su serotipo puede ser muy importante, especialmente cuando se analizan las opciones de manejo con su equipo de atención.

Capítulo 4

¿Cómo se diagnostica la miastenia gravis?

Su médico realizará un examen físico completo, así como un historial detallado de sus síntomas. También harán un examen neurológico. Esto puede consistir:

. Comprobando tus reflejos
. Buscando debilidad muscular
. Comprobación del tono muscular
. Asegurándose de que sus ojos se muevan correctamente
. Prueba de sensación en diferentes áreas de su cuerpo
. Prueba de las funciones motoras, como tocarse la nariz con el dedo.

Otras pruebas que pueden ayudar a su médico a diagnosticar la afección incluyen

. Prueba de estimulación nerviosa repetitiva
. Análisis de sangre para anticuerpos asociados con MG
. Prueba de edrofonio (Tensilon): se administra un medicamento llamado tensilon (o un placebo) por vía intravenosa y se le pide que realice movimientos musculares bajo observación médica.
. Imágenes del tórax mediante tomografía computarizada o resonancia magnética para descartar un tumor.

Medicamentos que empeoran los síntomas de MG:

Medicamentos como ciprofloxacina, betabloqueantes como propranolol, bloqueadores de los canales de calcio, Botox, relajantes musculares, litio, magnesio, verapamilo y algunos medicamentos más pueden empeorar los síntomas de la miastenia gravis.

La prueba para confirmar un diagnóstico de MG puede incluir:

Prueba de edrofonio
La inyección del cloruro de edrofonio químico que produce una mejora repentina y temporal de la fuerza muscular podría indicar que tiene MG.
El cloruro de edrofonio bloquea una enzima que descompone la acetilcolina, el químico que transmite señales desde las terminaciones nerviosas a los sitios receptores de los músculos.

Prueba de la bolsa de hielo
Si tiene el párpado caído, su médico podría colocarle una bolsa llena de hielo en el párpado. Después de dos minutos, su médico retira la bolsa y analiza su párpado caído en busca de signos de mejoría.

Análisis de sangre
Un análisis de sangre puede revelar la presencia de anticuerpos anormales que alteran los sitios receptores donde los impulsos nerviosos indican a los músculos que se muevan.

Electromiografía de fibra única (EMG)
Esta prueba mide la actividad eléctrica que viaja entre su cerebro y su músculo. Implica insertar un electrodo de alambre fino a través de la piel y dentro de un músculo para probar una sola fibra muscular.

Electromiografía de fibra única (EMG)
Esta prueba mide la actividad eléctrica que viaja entre su cerebro y su músculo. Implica insertar un electrodo de alambre fino a través de la piel y dentro de un músculo para probar una sola fibra muscular.

Imágenes
Su médico puede ordenar una tomografía computarizada o una resonancia magnética para verificar si hay un tumor u otra anomalía en su timo.

Capítulo 5

Tratamiento de la miastenia gravis

No existe cura para la MG. El objetivo del tratamiento es controlar los síntomas y controlar la actividad de su sistema inmunológico.

Medicamentos
Se pueden usar corticosteroides e inmunosupresores para inhibir el sistema inmunológico. Estos medicamentos ayudan a minimizar la respuesta inmune anormal que ocurre en la MG.
Además, los inhibidores de la colinesterasa, como la piridostigmina (Mestinon), se pueden usar para aumentar la comunicación entre nervios y músculos.

Extirpación de la glándula del timo
La extirpación de la glándula del timo, que es parte del sistema inmunológico, puede ser apropiada para pacientes con MG. Una vez que se extrae el timo, los pacientes suelen mostrar menos debilidad muscular.
Según la Myasthenia Gravis Foundation of America, entre el 10 y el 15 por ciento de las personas con MG tendrán un tumor en el timo.
Los tumores, incluso los que son benignos, siempre se eliminan porque pueden volverse cancerosos.

Intercambio de plasma
La plasmaféresis es un tratamiento a corto plazo. El cuerpo continúa produciendo anticuerpos dañinos y la debilidad puede reaparecer. El intercambio de plasma es útil antes de la cirugía o durante momentos de extrema debilidad de MG.

Inmunoglobulina intravenosa (IVIG)
La IVIG es un producto sanguíneo que proviene de donantes. Se usa para tratar la MG autoinmune. Aunque no se sabe del todo cómo funciona la IVIG. Afecta la creación y función de los anticuerpos.

Inhibidores de la colinesterasa

Los medicamentos como la piridostigmina (Mestinon, Regonol) y la neostigmina (Bloxiverz) mejoran la comunicación entre los nervios y los músculos. Estos medicamentos no son una cura, pero pueden mejorar la contracción y la fuerza de los músculos en algunas personas.

Piridostigmina

Este medicamento oral (tableta) es el primer medicamento que se usa para la MG. La piridostigmina ayuda a que las señales eléctricas viajan entre los nervios y los músculos. Puede reducir la debilidad muscular, pero el efecto solo dura unas pocas horas, por lo que deberás tomarlo varias veces al día.

Eculizumab (Soliris)

En 2017, la Administración de Alimentos y Medicamentos de EE. UU. Aprobó este medicamento para el tratamiento de pacientes adultos con MG generalizada (gMG) que son positivos para anticuerpos anti-receptor de acetilcolina.

Rituximab

Este medicamento es muy eficaz en MuSK-Ab + MG y debe usarse temprano si la inmunosupresión es ineficaz.

Prednisona

Este medicamento se puede usar en dosis bajas para tratar la miastenia gravis ocular.

Rozanolixizumab (UCB7665)

Este medicamento es un anticuerpo IgG monoclonal humanizado en investigación que está siendo desarrollado por UCB para el tratamiento de la MG. Además de MG, Rozanolixizumab también se está probando como una terapia potencial para pacientes con púrpura trombocitopénica idiopática, también conocida como trombocitopenia inmune (PTI).

* UCB es una empresa farmacéutica global.

Los medicamentos y el tratamiento, solos o en combinación, pueden aliviar los síntomas de la miastenia gravis. Su tratamiento depende de su edad, la gravedad de su enfermedad y la rapidez con la que progresa.

Medicamentos

. Inhibidores de la colinesterasa: los medicamentos como la piridostigmina (Mestinon, Regonol) pueden mejorar la debilidad muscular. Los posibles efectos secundarios incluyen malestar gastrointestinal, diarrea, náuseas y salivación y sudoración excesivas.

. Corticosteroides: los corticosteroides como la prednisona inhiben el sistema inmunológico, lo que limita la producción de anticuerpos. Sin embargo, el uso prolongado de corticosteroides puede provocar efectos secundarios graves, como adelgazamiento de los huesos, aumento de peso, diabetes y un mayor riesgo de algunas infecciones.

. Inmunosupresores: su médico también puede recetar otros medicamentos que alteran su sistema inmunológico, como azatioprina (Azasan, Imuran), micofenolato de mofetilo (Cellcept), ciclosporina (Sandimmune), metotrexato (Trexall) o tacrolimus (Astagraf XL, Prograf). Estos medicamentos, que pueden tardar meses en funcionar, pueden usarse con corticosteroides.

Los efectos secundarios de los inmunosupresores, como un mayor riesgo de infección y daño hepático o renal, pueden ser graves.

Terapia intravenosa

Las siguientes terapias generalmente se usan a corto plazo para tratar un empeoramiento repentino de los síntomas o antes de una cirugía u otras terapias.

. Plasmaféresis: Este procedimiento utiliza un proceso de filtrado similar a la diálisis. Su sangre pasa a través de una máquina que elimina los anticuerpos que bloquean la transmisión de señales desde sus terminaciones nerviosas a los sitios receptores de sus músculos. Sin embargo, los buenos efectos suelen durar sólo unas pocas semanas y los procedimientos repetidos pueden provocar dificultades para acceder a las venas para el tratamiento.

Los riesgos asociados con la plasmaféresis incluyen una caída de la presión arterial, sangrado, problemas del ritmo cardíaco o calambres musculares. Algunas personas desarrollan una reacción alérgica a la solución que se usa para reemplazar el plasma.

. Inmunoglobulina intravenosa (IgIV): Esta terapia proporciona a su cuerpo anticuerpos normales, que altera la respuesta de su sistema inmunológico. Los beneficios generalmente se ven en menos de una semana y pueden durar de tres a seis semanas. Los efectos secundarios, que generalmente son leves, pueden incluir escalofríos, mareos, dolores de cabeza y retención de líquidos.

. Anticuerpos monoclonales: Rituximab (Rituxan) y el eculizumab (Soliris) aprobado más recientemente son medicamentos intravenosos que se usan en algunos casos de miastenia gravis. Estos medicamentos generalmente se usan para personas que no responden a otros tratamientos. Pueden tener efectos secundarios graves.

Cirugía

Algunas personas con miastenia gravis tienen un tumor en el timo. Si tiene un tumor, llamado timoma, los médicos extirpan quirúrgicamente su glándula timo (timectomía).

Incluso si no tiene un tumor en la glándula del timo, la extirpación de la glándula podría mejorar sus síntomas de MG. Sin embargo, los beneficios de la timectomía pueden tardar años en desarrollarse.

Una timectomía se puede realizar como una cirugía abierta o como una cirugía mínimamente invasiva. En la cirugía abierta, su cirujano divide el esternón central para abrir su pecho y extirpar su glándula timo.

La cirugía mínimamente invasiva para extirpar el timo utiliza incisiones más pequeñas. También podría implicar:

. Timectomía asistida por video: en una forma de esta cirugía, los cirujanos hacen una pequeña incisión en el cuello o unas pocas incisiones pequeñas en el costado del pecho. Luego, usan una cámara larga y delgada (videoendoscopio) y pequeños instrumentos para ver y extirpar la glándula del timo.

. Timectomía asistida por robot: en esta forma de timectomía, los cirujanos hacen varias incisiones pequeñas en el costado de su pecho y extraen la glándula del timo utilizando un sistema robótico, que incluye un brazo de cámara y brazos mecánicos.

Estos procedimientos pueden causar menos pérdida de sangre, menos dolor, menores tasas de mortalidad y estadías hospitalarias más cortas en comparación con la cirugía abierta.

Capítulo 6

¿Cómo afrontar la MG?

El diagnóstico de MG puede provocar muchas emociones. Puede sentirse confundido, decepcionado y ansioso. Esto es normal y muy común. Sin embargo, puede ser una validación y un alivio. Ahora que tiene un diagnóstico, puede comenzar a descubrir cómo vivir su mejor vida con MG como parte de él.
Algo importante que debe recordar es que no está solo. Hay muchos otros que han pasado por esto, y puedes buscar fortalezas en sus historias. Es una buena idea aprender todo lo que pueda sobre la condición, para que pueda pensar en los cambios de estilo de vida que puede necesitar para seguir adelante.
Todos experimentan MG de manera un poco diferente y su viaje será único. Hay mucha información nueva que asimilar y el conocimiento es poder. Cuanto antes comprenda cómo seguir viviendo su mejor vida con este nuevo diagnóstico, más seguro se sentirá.
Muchas personas a las que se les diagnostica MG nunca antes habían oído hablar de la enfermedad. Es una enfermedad rara que afecta a personas de todas las edades y razas. La MG es un poco más común en mujeres de 20 a 30 años y en hombres de 50 a 60 años. Solo alrededor de 31,000 a 67,000 estadounidenses tienen actualmente MG. Eso no es mucho, pero hay una pequeña pero poderosa comunidad de personas que viven con MG y que están ansiosas por brindar apoyo a los demás.

Desde el principio, es útil notar cómo la MG impacta como individuo. Una forma de hacerlo es observando la escala de actividades de la vida diaria de la miastenia grave (MG-ADL) a continuación. Este sistema de puntuación lo utilizan principalmente los neurólogos que tratan la MG, pero también puede brindarle más información a medida que habla con el equipo de atención sobre el seguimiento de los síntomas y el establecimiento de metas alcanzables.

Tómese un momento y considere lo que está experimentando actualmente. Durante el curso del tratamiento, puede cambiar, permanecer estable o incluso mejorar. Hable con su equipo de atención para que puedan ayudarlo a determinar el mejor objetivo para usted y su enfermedad. MG siempre será parte de tu vida, pero el objetivo es asegurarse de que lo tienes bajo control, y no al revés.

Estilo de vida y remedios caseros,
para mejorar su energía y hacer frente a los síntomas de la MG

. Ajuste su rutina de alimentación: intente comer cuando tenga una buena fuerza muscular. Tómate tu tiempo para masticar la comida y descansa entre bocado y bocado. Puede que le resulte más fácil comer comidas pequeñas varias veces al día. Además, trate de comer principalmente alimentos blandos y evite los alimentos que requieran más masticación, como frutas o verduras crudas.

. Use precauciones de seguridad en casa: instale barras de apoyo o barandas en lugares donde necesite apoyo, como al lado de la bañera o al lado de los escalones. Mantenga sus pisos limpios y mueva las alfombras del área. Fuera de su casa, mantenga los caminos, aceras y entradas de vehículos libres de hojas, nieve y otros escombros que puedan causar tropiezos.

. Use aparatos eléctricos y herramientas eléctricas: para ayudarlo a mantener su energía, intente usar un cepillo eléctrico, abrelatas eléctricos y otras herramientas eléctricas para realizar las tareas.

. Use un parche en el ojo: si tiene visión doble, un parche en el ojo puede ayudar a aliviar el problema. Intente usar uno para escribir, leer o mirar televisión. Cambie periódicamente el parche del ojo al otro ojo para ayudar a reducir la fatiga visual.

. Planifique: si tiene quehaceres, compras o mandados, planifique la actividad para cuando tenga más energía.

. Únase a un grupo de apoyo: puede conocer personas que entienden por lo que usted y los miembros de su familia están pasando.

. Aprenda sobre su condición y haga que sus seres queridos también se enteren.

Capítulo 7

Actividades de la vida diaria de la miastenia grave (MG-ADL)

0 = normal   1   2   3 = Más severo

Habla: Normal   Arrastramiento intermitente   Arrasamiento constante o   Dificultad
                 o habla nasal   habla nasal, pero se   para entender
                                      entiende

Masticar: Normal   Fatiga con alimentos sólidos   Fatiga con alimentos blandos   sonda gastrica

Tragar: Normal   Episodio raro de Asfixia   Asfixia frecuente   sonda gastrica
                                     Necesidad de cambios en la dieta

Respiración: Normal   Falta de aliento   Falta de aliento en reposo   Depende de
                      con esfuerzo   ventilador

Capacidad disminuida: Ninguno   Esfuerzo adicional   Se necesita descanso   no puede
Para cepillarse los dientes   pero no descanso,
Peinar el cabello

Capacidad: Ninguno   Leve,   Moderado, siempre usa el brazo   Severo, necesita ayuda
levantarse de la silla

Visión doble: Ninguno   Ocurre, pero no diario   Diario, pero no constante   constante

Párpado: Ninguno   Ocurre, pero no diario   Diario, pero no constante   constante

Caído

Capítulo 8

Riesgo de desarrollar miastenia gravis

MG afecta principalmente a mujeres de 20 a 40 años y hombres de edad 50 a 80. Aproximadamente uno de cada 10 casos de miastenia gravis se presenta en adolescentes (MG juvenil). La enfermedad puede afectar a personas de todas las edades, pero es poco común en los niños.

Estos factores aumentan el riesgo:
. Antecedentes de otras enfermedades autoinmunes, como artritis reumatoide y lupus.
. Infecciones
. Medicamentos para la malaria, arritmias cardíacas y cáncer.
. Procedimientos quirúrgicos.
. Enfermedad de tiroides.

¿Qué tan común es la miastenia gravis?

La MG afecta aproximadamente a 20 de cada 100.000 personas. Los expertos estiman que entre 36.000 y 60.000 estadounidenses padecen esta enfermedad neuromuscular. La cantidad real de personas afectadas puede ser mayor, ya que algunas personas con casos leves pueden no saber que tienen la enfermedad.

¿Se hereda la MG?

En general, la MG autoinmune no se hereda. Es raro que más de un miembro de la misma familia reciba un diagnóstico de MG autoinmune. Las formas no autoinmunes de MG (síndrome miasténico congénito) pueden afectar a más de un miembro de la familia.

Una mujer embarazada no puede transmitir MG a su bebé. Sin embargo, aproximadamente uno de cada 10 bebés nacidos de mujeres con MG desarrolla una afección temporal llamada miastenia neonatal. Estos bebés pueden tener llantos débiles o reflejos de succión al nacer. Esta afección no aumenta el riesgo de que un niño desarrolle MG en el futuro.

Capítulo 9

¿Cómo aliviar los síntomas de la miastenia gravis?

Si tiene MG, estos pasos pueden aliviar la fatiga muscular y aumentar la fuerza:

. Evite salir al aire libre en medio de un día caluroso. Aplique compresas frías en el cuello y la frente cuando se sienta sobrecalentado. (el calor puede empeorar los síntomas de la MG).

. Haga ejercicio con regularidad para fortalecer los músculos, mejorar el estado de ánimo y tener más energía.

. Obtenga muchas proteínas y carbohidratos en su dieta para obtener energía.

. Aborde sus tareas más agotadoras más temprano en el día cuando se sienta mejor.

. Tome siestas o descansos durante el día.

Debe llamar a su médico si usted experiencia:

. Visión borrosa o doble.

. Dificultad para caminar, hablar o comer.

. Fatiga o debilidad muscular extrema.

. Falta de aire o dificultad para respirar.

Capítulo 10

Complicaciones de la miastenia gravis

. Depresión- La debilidad y la fatiga causadas por la miastenia gravis pueden impedirle participar en actividades que disfruta.

. Insuficiencia respiratoria: una de cada cinco personas con MG experimenta una crisis miasténica o debilidad severa de los músculos respiratorios. Es posible que necesite un respirador u otros tratamientos para ayudarlos a respirar. Ésta es una emergencia médica potencialmente mortal. Los músculos débiles, las infecciones, la fiebre y las reacciones a los medicamentos pueden provocar una crisis.

MG y embarazo

En raras ocasiones, el embarazo provoca síntomas de MG por primera vez. Si ya tiene MG, los síntomas pueden empeorar durante el primer trimestre o inmediatamente después del parto. En algunos pacientes, los síntomas de la MG mejoran durante el embarazo. Ciertos tratamientos para la MG no son seguros durante el embarazo o la lactancia. Su médico puede guiarla durante este período, asegurando un embarazo saludable.

Pronóstico para las personas con miastenia gravis

La mayoría de las personas con MG pueden llevar una vida activa plena con el tratamiento y los medicamentos adecuados.
Los síntomas tienden a alcanzar su punto máximo de gravedad dentro de uno a tres años después del diagnóstico inicial. Para el 15% de las personas con MG, la enfermedad solo afecta los ojos y la cara (MG ocular).
La MG puede variar de leve a grave. En algunos casos, los síntomas son tan leves que no es necesario ningún tratamiento. Incluso en casos moderados, con tratamiento, la mayoría de las personas pueden seguir trabajando o viviendo de forma independiente. La esperanza de vida es normal excepto en casos raros.

Capítulo 11

La conexión entre el timo y la MG

Muchas personas con MG tienen afecciones de la glándula del timo que pueden provocar MG. El timo es un órgano pequeño en la parte superior del tórax que forma parte del sistema linfático. Produce glóbulos blancos que combaten las infecciones.

Dos tercios de los jóvenes con MG tienen células tímicas hiperactivas (hiperplasia tímica). Aproximadamente una de cada 10 personas con MG tiene tumores del timo llamados timomas, que pueden ser benignos (no cancerosos) o cancerosos.

La timectomía, una extirpación quirúrgica del timo, puede reducir el uso de medicamentos y disminuir la gravedad de la enfermedad en personas con MG independientemente de la edad, el sexo o el historial médico, según encontró un estudio observacional.

Los datos del estudio también indicaron que las pacientes más jóvenes con MG de inicio temprano, timo agrandado y enfermedad leve a moderada fueron las que se beneficiaron más del procedimiento.

El estudio, "Papel de la timectomía en la miastenia gravis: enfoque programático para la timectomía y el tratamiento perioperatorio de la miastenia gravis" se publicó en el Asian Journal of Surgery.

Prevención
Los proveedores de atención médica no saben qué desencadena enfermedades autoinmunes como la MG. No hay nada que pueda hacer para prevenirlo.

¿Por qué la MG a menudo se denomina enfermedad de los copos de nieve?

La MG a menudo se denomina "enfermedad de los copos de nieve" porque difiere mucho de una persona a otra. El grado de debilidad muscular y los músculos afectados varían mucho de un paciente a otro y de vez en cuando.

Capítulo 12

Nutrición y MG

Cuando está enfermo, la buena nutrición se vuelve aún más importante porque puede tener un impacto mayor en su salud en general. Al mismo tiempo, su enfermedad puede presentar nuevos desafíos. La debilidad de MG puede dificultar la ingesta de ciertos alimentos. Los medicamentos para la MG pueden afectar su apetito, su metabolismo y su capacidad para hacer ejercicio.

De acuerdo con las "Directrices Dietéticas para los Estadounidenses del Departamento de Agricultura y el Departamento de Salud y Servicios Humanos de los Estados Unidos que debe comer:

. Consuma una variedad de alimentos.
. Mantenga un peso saludable
. Elija una dieta baja en grasas, grasas saturadas y colesterol
. Elija una dieta con abundantes verduras, frutas y productos a base de cereales.
. Use azúcares sólo con moderación.
. Use sal solo con moderación.
. Si bebe bebidas alcohólicas, hágalo con moderación.

Preocupaciones para el paciente con MG

Mantener un peso saludable es un desafío adicional. Si está débil y no puede hacer ejercicio, o si está tomando corticosteroides como prednisona, pueden aparecer kilos de más. Pero el dopaje de las actividades diarias con peso extra es una pérdida mayor para su fuerza. Vale la pena intentar mantener el peso bajo control.

Previene la pérdida excesiva de hueso (osteoporosis) que ocurre con la edad y con el uso de prednisona. Pregúntele a su médico sobre la ingesta de suplementos de calcio y vitamina D.

Si sus medicamentos para la MG le causan diarrea o malestar estomacal, evite los alimentos grasos, picantes o ricos en fibra. Las buenas opciones incluyen alimentos suaves como plátanos, arroz, huevos y pollo.
La diarrea puede reducir los niveles de potasio. Los alimentos con alto contenido de potasio incluyen jugo de naranja, plátano, papas, aguacates y albaricoques.

Manejo de la dificultad para tragar en pacientes con MG

. Humedezca los alimentos sólidos con salsa, caldo, mantequilla, mayonesa, crema agria o yogur.
. Elija pollo o pescado en lugar de carnes más duras.
. Evite los alimentos secos y que se desmoronan, como las galletas saladas, las nueces, las patatas fritas y las palomitas de maíz.

. Evite los productos de pan como sándwiches, bagels y muffins.
. Concéntrate en la comida. Mantenga la cabeza en una posición diferente para intentar una vía de deglución diferente.

Para reducir la fatiga:

. Come varias comidas pequeñas durante el día.
. . Cortar en trozos pequeños alimentos sólidos (como carne)
. Coma su comida más abundante al principio del día cuando tenga más energía.
. . Tome anticolinesterasa (por ejemplo, Mestinon) poco antes de las comidas.

Para reducir el riesgo de aspiración:

. Espesa los líquidos con la consistencia recomendada por su médico.
. Tenga cuidado al tragar alimentos de consistencia mixta, por ejemplo, cereal con leche, sopas y ensalada de frutas mezcladas con jugos.

Para reducir la regurgitación nasal:

. Limite cada trago a media cucharadita
. Siéntese erguido y no incline la cabeza hacia adelante al tragar.

Tipos de alimentos para masticar más fácil
ensalada de huevos, el salmón enlatado y los batidos de frutas pueden aportar nutrientes con una consistencia manejable.

Capítulo 13

Ejercicio y MG

Las personas con MG no deben elegir ejercicios que requieran una máxima debilidad del rendimiento. El ejercicio debe realizarse de manera que no llegue a la fatiga muscular, y este punto variará de persona a persona según la edad, el nivel de condición física general, los síntomas de MG y otros factores. Uno de los componentes más frustrantes de la MG es la tendencia de los síntomas a aparecer y desaparecer. Algunos días puede sentirse capaz de hacer ejercicio, mientras que otros un simple paseo hasta el buzón puede dejarlo extremadamente fatigado. Por esta razón, sólo su médico puede aconsejarle sobre cómo y cuándo hacer ejercicio. Juntos pueden establecer pautas sobre cuánto ejercicio es saludable para usted y bajo qué circunstancias debe intentarlo.

Si su médico lo aprueba, la máquina elíptica puede ser una buena manera de crear un programa de ejercicios. Primero, busque paneles antideslizantes. No necesitará levantar los pies de los paneles para usarlo, por lo que hay menos peligro de caerse que con una cinta de correr. Muchas elípticas ofrecen dos juegos de barras de apoyo: uno que se mueve y otro que está estacionario. Asegúrese de usar el juego estacionario como soporte adicional.

Entonces, el ejercicio es algo bueno. Asegúrese de hablar con su médico antes de comenzar cualquier programa de ejercicios. Pídale a su médico pautas específicas. Si es impreciso sobre los detalles específicos para usted, pregúntele si conoce a un fisioterapeuta que haya trabajado con pacientes con MG. Un PT puede ayudarlo a comenzar con un programa que puede continuar por su cuenta. Tenga en cuenta que el progreso lento está bien y vale la pena.

Los ejercicios de bajo impacto, como caminar y nadar, pueden reducir la fatiga en pacientes con MG.

Mantener el cuerpo activo es una gran estrategia para mantener la movilidad y la función muscular, pero también para prevenir complicaciones asociadas con el comportamiento sedentario, como la obesidad, la enfermedad coronaria, la debilidad muscular y la osteoporosis.

El ejercicio no puede revertir la respuesta inmune del cuerpo a los receptores de acetilcolina, pero puede mantener el cuerpo fuerte y reducir las posibilidades de desarrollar condiciones de salud secundarias que complican los síntomas de la MG.

Capítulo 14

Tips para problemas de la visión en personas con MG

. Evite conducir si tiene visión doble, ojos caídos o si su cuello está muy débil.

. Visite a un oftalmólogo (un médico que se especializa en enfermedades de los ojos).

. Use un parche en el ojo mientras lee o mira televisión para aliviar la visión doble. Alterne el parche para el ojo de uno a otro para evitar la fatiga visual.

. Utilice gafas de sol y viseras para el sol para reducir el deslumbramiento.

. Cíñete los párpados con cinta adhesiva para hacer frente a los párpados caídos. Pídale a su médico cinta adhesiva ligera.

. Si le resulta difícil leer, comuníquese con su biblioteca local. El bibliotecario puede dirigirlo a libros en cinta y CD, máquinas de ampliación de impresión y computadoras con software especial de ampliación de pantalla como ZoomText.

. Hágase exámenes de la vista con regularidad. Esto es especialmente importante si está tomando medicamentos esteroides como prednisona, que puede causar glaucoma o cataratas. La detección temprana puede prevenir la ceguera.

. Tome descansos regulares y cierre los ojos.

Capítulo 15

Consejos de viaje para MG

Viajar con MG es activo y puede ser un desafío. Aquí están algunas sugerencias:

. Use un emblema de identificación médica.
. Guarde esta información en su billetera: una lista de los medicamentos actuales, historial médico, alergias, información de contacto del médico e información de contacto de la familia.
. Lleve su medicamento con usted, no empacado en el equipaje que factura.
. Siempre que sea posible, planifique y reserve vuelos con anticipación. Hable con un representante de la aerolínea con anticipación si necesita ayuda para registrarse o si necesita transporte terrestre para ir de un lugar a otro en el aeropuerto.
. Para obtener información sobre los procedimientos de seguridad del aeropuerto, llame a la TSA (Administración de seguridad del transporte) al 1855.787.2227. Si llama al menos 72 horas antes de su viaje, la TSA coordinará el soporte del punto de control en el aeropuerto si es necesario.

. Llame con anticipación para averiguar si los hoteles tienen baños accesibles para discapacitados.
. Mantenga su equipaje al mínimo, especialmente si necesita ayuda con él. Considere enviar algunas cosas por adelantado para limitar lo que tiene que administrar.
. Mantenga su horario de medicación.

Joyas de identificación médica

. MedicAlert _ 1800-ID-ALERT (1-800-423-5378). Esta organización de atención médica sin fines de lucro vende joyas grabadas que indican su afección médica y ofrece un servicio al que los socorristas pueden llamar para obtener la información médica completa que usted proporciona.

. Tarjeta de billetera-_ Myasthenia Gravis Foundation of America ofrece una tarjeta de billetera con información para los servicios de emergencia. Enumera los medicamentos que los pacientes con MG deben evitar.

Chapter 16

¿Qué es una crisis de miastenia gravis?

Aunque no ocurre con frecuencia, puede ocurrir una "crisis miasténica" si la respiración o la deglución de un paciente con MG no son suficientes.
Puede ser necesario un tratamiento médico de emergencia para proporcionar asistencia mecánica con la respiración. Una crisis miasténica puede desencadenarse por una infección respiratoria, fiebre o una reacción adversa a un medicamento.

También pueden ocurrir problemas para respirar y tragar si el paciente toma demasiado Mestinon. A esto se le llama "crisis colinérgica". Estos eventos requieren atención médica inmediata.

Notifique a su médico si tiene problemas para tragar o respirar que no mejoran con los medicamentos recetados. Si estos problemas empeoran o son graves, llame al 911 o vaya a la sala de emergencias más cercana para obtener ayuda.

Si los problemas para tragar o respirar son parte de sus síntomas de MG, comuníquese con la Myasthenia Gravis Foundation of America para obtener folletos para familiares y personal de emergencia. Puede solicitar copias en www.myasthenia.org o llamando al 1800-888.6208.

Síntomas de una crisis miasténica:

. Dificultad para respirar o hablar
. Tos débil con aumento de las secreciones (moco / saliva) o incapacidad para eliminar las secreciones.
. Lengua débil, dificultad para tragar o masticar y pérdida de peso.
. Insomnio o dificultad para dormir.
. Dolores de cabeza matutinos o sensación de cansancio durante el día.
. La piel entre las costillas, el cuello o el abdomen se contrae cuando respira.

Chapter 17

Clasificación clínica de la MG de la Myasthenia Gravis Foundation of America

- Clase I: cualquier debilidad muscular ocular, posible ptosis, ninguna otra evidencia de debilidad muscular en otros lugares.
- Clase II: debilidad leve que afecta a otros músculos además de los oculares; también puede tener debilidad de los músculos oculares de cualquier gravedad.
- Clase IIa: afecta predominantemente a las extremidades, músculos axiales; o ambos; también puede tener una menor participación de los músculos orofaríngeos.
- Clase IIb: Predominantemente músculos bulbares y / o respiratorios; también puede tener una afectación menor o igual de la extremidad, los músculos axiales o ambos.
- Clase III: debilidad moderada que afecta a otros músculos además de los oculares; también puede tener debilidad de los músculos oculares de cualquier gravedad.
- Clase IIIa: afecta predominantemente las extremidades, los músculos axiales o ambos; también puede tener una menor participación de los músculos orofaríngeos.

- Clase IIIb: Predominantemente músculos bulbares y respiratorios; también puede tener una afectación menor o igual de la extremidad, los músculos axiales o ambos.
- Clase IV: debilidad severa que afecta a otros músculos además de los oculares; también puede tener debilidad de los músculos oculares de cualquier gravedad.
- Clase IVa: afecta predominantemente las extremidades, los músculos axiales o ambos; también puede tener una menor participación de los músculos orofaríngeos.
- Clase IVb: Predominantemente músculos bulbares y / o respiratorios; también puede tener una participación menor o igual de la extremidad, los músculos axiales o ambos (también puede incluir sonda de alimentación sin intubación).
- Clase V: intubación necesaria para mantener la vía aérea, con o sin ventilación mecánica.

Chapter 18

Factores que empeoran la miastenia gravis

. Fatiga, sobreesfuerzo
. Enfermedad
. Infecciones
. Estrés, ansiedad y depresión.
. Algunos medicamentos, como betabloqueantes, gluconato de quinidina, sulfato de quinidina, quinina, fenitoína, ciertos anestésicos y algunos antibióticos.
. El embarazo
. Periodos menstruales
. Sueño insuficiente
. Luz solar o luces brillantes
. Dolor
. Algunos productos químicos, incluidos los insecticidas para la limpieza del hogar y los aerosoles antipulgas para mascotas
. Exposición a tratamientos químicos para césped
. Temperaturas extremas (frías o calientes)
. Alimentos o bebidas calientes, incluidas las bebidas alcohólicas

Otros trastornos

Las personas con miastenia gravis tienen más probabilidades de tener las siguientes afecciones:

. Tiroides hiperactiva o hipoactiva
La glándula tiroides, que se encuentra en el cuello, secreta hormonas que regulan su metabolismo. Si su tiroides es poco activa, es posible que tenga dificultades para lidiar con el resfriado, el aumento de peso y otros problemas. Una tiroides hiperactiva puede causar dificultades para lidiar con el calor, la pérdida de peso y otros problemas.

. Condiciones autoinmunes
Las personas con miastenia gravis pueden tener más probabilidades de tener afecciones autoinmunes,
como artritis reumatoide o lupus.

Chapter 19

Los 5 tipos de miastenia grave

La miastenia gravis es una enfermedad neuromuscular caracterizada por debilidad y fatiga, típicamente se divide en 5 tipos: miastenia gravis congénita, miastenia gravis generalizada, miastenia gravis ocular, MG neonatal transitoria y miastenia gravis juvenil, dependiendo del inicio de la enfermedad, la causa de la enfermedad neuromuscular, disfunción y los grupos musculares afectados.
Algunos pacientes pueden clasificarse en varios tipos.

1. Miastenia gravis congénita

La MG congénita parece ser el resultado de cambios en los genes implicados en la comunicación neuromuscular o la comunicación entre las células nerviosas y musculares. En algunas células, los genes que codifican el receptor de acetilcolina en sí pueden verse afectados.

La afección generalmente se hereda de manera autosómica recesiva (un gen defectuoso de cada padre) y, más raramente, en un patrón autosómico dominante.
Los diversos tipos de MG congénita se definen por la ubicación y el tipo de defecto genético que causa una señal neuromuscular deficiente.

2. Miastenia gravis ocular

En la MG ocular, los músculos que mueven los ojos y controlan los párpados se debilitan y se fatigan fácilmente. Los síntomas incluyen párpados caídos y visión doble.

Si bien muchos pacientes con otras formas de MG también experimentan primero síntomas en el músculo alrededor de los ojos, los pacientes con miastenia gravis ocular solo tienen síntomas en estos músculos, y la debilidad y la fatiga no se propagan a otros grupos de músculos.

3. Miastenia gravis generalizada

En pacientes con miastenia gravis generalizada, la debilidad muscular y la fatiga no se limitan a los músculos oculares u otro grupo muscular específico. Puede extenderse a los músculos faciales y a las extremidades.

En aproximadamente el 10 por ciento de estos pacientes, la debilidad muscular se propaga a los músculos respiratorios o de la garganta y la mandíbula. Esto puede dificultar bastante la respiración y puede ser extremadamente grave.

Estos episodios se denominan "crisis miasténica".

4. Miastenia gravis neonatal transitoria

Los bebés nacidos de madres con miastenia gravis pueden desarrollar síntomas de la enfermedad aproximadamente 48 horas después del nacimiento.

Los síntomas pueden incluir problemas para succionar y tragar, un llanto débil e insuficiencia respiratoria grave. Si bien son graves, los síntomas suelen desaparecer en días o semanas.

5. Miastenia gravis juvenil

En la miastenia gravis juvenil, los síntomas comienzan antes del inicio de la pubertad.

La MG juvenil en su forma más benigna se limita a los músculos oculares, pero se conocen casos graves que afectan a otros músculos. Los síntomas pueden variar desde torpeza hasta dificultad para tragar y cansancio con facilidad.

Es probable que los pacientes jóvenes den positivo en la prueba de anticuerpos del receptor de acetilcolina que caracterizan la miastenia gravis generalizada u ocular en adultos. Los pacientes con miastenia gravis juvenil también tienen más probabilidades de lograr la remisión que los pacientes adultos, pero los períodos de remisión pueden dar lugar a recaídas.

Debido a que muchos de estos pacientes tienen displasia tímica o crecimiento anormal, un posible tratamiento es la extirpación quirúrgica del timo.

Chapter 20

La perspectiva a largo plazo de MG

Es un desafío vivir con una enfermedad crónica como la MG. Aunque no existe cura, la mayoría de las personas con MG llevan una vida activa y productiva. Las discapacidades graves por MG son extremadamente raras. El tratamiento y los cambios en el estilo de vida pueden aliviar los síntomas. Su proveedor de atención médica puede sugerirle formas de controlar los síntomas para que pueda seguir disfrutando de la vida.

El pronóstico a largo plazo para los pacientes con miastenia gravis depende de muchos factores. Algunas personas solo tendrán síntomas leves. Otros pueden tener síntomas más graves. Hable con su médico sobre lo que puede hacer para minimizar la gravedad de su miastenia gravis. El tratamiento oportuno y adecuado puede limitar la progresión de la enfermedad en muchas persona

El pronóstico de la enfermedad y la esperanza de vida es muy variable. Algunas personas tienen una remisión completa (alrededor del 50% con cirugía del timo), otras tienen vidas relativamente normales con tratamientos continuos y otras tienen un pronóstico desfavorable a medida que avanza la enfermedad.

Los avances tecnológicos han llevado a un diagnóstico más oportuno y preciso de la miastenia gravis y las terapias nuevas y mejoradas han mejorado las opciones de tratamiento.

Los investigadores están trabajando para desarrollar mejores medicamentos, identificar nuevas formas de diagnosticar y tratar a las personas y mejorar las opciones de tratamiento.

Para obtener más información, comuníquese con la Myasthenia Gravis Foundation of America (MGFA) al 1-800-541-5454.

References

Geier, N. March 2015. Exercise and Myasthenia Gravis. Pivotal Physiotherapy. Retrieved on May 27, 2021 from pivotalphysio.com

Myasthenia gravis: Causes, symptoms, and diagnosis. (2018). Healthline. Retrieved on May 26, 2021 from www.healthline.com

Myasthenia Gravis Facts Sheet. (March2020). National Institute of neurological disorder and Stroke. Retrieved on May 27, 2021 from ninds.nih.gov

Myasthenia Gravis Symptoms and Causes. (May2019). Mayo Clinic. Retrieved on May 27, 2021 from www.mayoclinic.org

Myasthenia Gravis Treatment and Symptoms. (April2021). Cleveland Clinic. Retrieved on May 25, 2021 from my.clevelandclinic.org

Nutrition Tips for Myasthenia Gravis.(Feb2015). Conquer Myasthenia Gravis. Retrieved on May 24, 2021 from www.myastheniagravis.org

Traveling with Myasthenia Gravis. (June 2016). Conquer MG. Retrieved on May 25, 2021 from www.myastheniagravis.org

12 Myasthenia Gravis Symptoms, Causes, Treatments and Cure. (Jan2021). MedicineNet. Retrieved on May 25, 2021 from www.medicinetnet.com

Types of Myasthenia Gravis. (2021). Myasthenia gravis News. Retrieved on May 28, 2021 from myastheniagravisnews.com

What makes mg worse?(April2016). Conquer Myasthenia Gravis. Retrieved on May 26, 2021 from www.myastheniagravis.org

www.ingramcontent.com/pod-product-compliance
Lightning Source LLC
Chambersburg PA
CBHW070910220526
45466CB00005B/2186